糖尿病と
なかよく頑張ろう
Q&A

鈴木 晟時

東京図書出版

はじめに

皆さんは初めて糖尿病と言われた時、びっくりしたり、やっぱり出たかなど、いろいろ感じたでしょう。しかし、それほどがっかりすることはありません。糖尿病は、慢性の病気で完全に治ることはありませんが、コントロール可能な疾患です。コントロール可能という利点を最大限に利用しなければなりません。

しかも、患者さん自身の日常生活の良し悪しが、血糖コントロールの良し悪しを左右します。糖尿病病態の大部分は患者さん自身の力で、守ることができるということです。糖尿病は治らない病気ですから、治療は一生続けなければなりません。従って、糖尿病と喧嘩せず、仲良く、一生を送りましょう。残念ながら、糖尿病は逃げ隠れできません。治療せずに放置しますと糖尿病慢性合併症（網膜症、腎症、神経障害、動脈硬化症など）が発症しやすくなります。時には、糖尿病急性合併症のケトアシドーシス性昏睡などで、生命が脅かされることがあります。糖尿病の患者数は年々増加の傾向にあり、最新の調査では、約1080万人の糖尿病有病者の存在が想定されていますが、このうち治療を受けている人は、76％で、250万人近くが無治療の状態が想定され悲しいことです。現在は糖尿病医学の発達で治療法も確立し、正しい治療をすれば、合併症が起こることも少なく非糖尿病者と変わらない生活が送れます。これから皆さんは糖尿病と仲良く生きるために、糖尿病についてしっかり勉強しましょう。

勿論、糖尿病は、敵ではありませんが、「彼を知りて、己を知れば、百戦あやうからず」であります。糖尿病を知れば、悪い病気ではないことが分かり、仲良くなれます。1回限りの人生を楽しく健康長寿で生き抜くために頑張りましょう。

【項目】

【定義】

Question 1

糖尿病とはどんな病気ですか？

現在は次のようにまとめられています。

①糖尿病はインスリン分泌不足、または、及びインスリン作用不足によって起こります。

②インスリン分泌不足、または及びインスリン作用の不足は、高血糖を引き起こすばかりでなく、蛋白、脂質代謝など広範な代謝異常を招きます。

③多尿、口渇、多飲、急速な体重減少などの糖尿病症状が出現し、重篤になれば意識が消失することもあります。

④糖尿病網膜症、腎症、神経障害などの合併症がみられ、動脈硬化症も促進されます。これを４大合併症と言います。

⑤糖尿病はコントロール可能な疾患で、食事の規正、適度な運動、インスリンや経口血糖降下薬などの投与は、病態の改善に有効です。

⑥糖尿病は遺伝的疾患ですが、発症には種々の環境因子（肥満・過食、運動不足、ストレス、加齢その他）が関与します。

【分類】

Question 2

糖尿病は、どのように分類するのですか？

４つに分類されています。

Ⅰ．１型糖尿病（β細胞の破壊、通常は絶対的インスリン欠乏に至る）
治療はインスリン注射です。

Ⅱ．２型糖尿病（インスリン抵抗性〈インスリン作用不足〉とインスリン分泌低下の組み合わせを主体とします）
日本では、糖尿病の95％以上を占めます。

Ⅲ．その他の特定の機序、疾患による糖尿病。

Ⅳ．妊娠糖尿病。

Question 3

１型糖尿病と２型糖尿病の違いは何ですか？

▪ １型糖尿病

一般に急速に発症し、小児に多いが、いかなる年齢でも発症します。最初からインスリン注射による治療が必要です。膵臓のランゲルハンス氏島β細胞が破壊される機序に関しては、遺伝的なものとウィルス感染などの発症因子が加わって自己免疫異常を介することが想定され、インスリン分泌不足に陥って糖尿病が発症すると言われています。原因が不明のものもあり特発性と言われています。「緩徐進行型１型糖尿病」と言って、最初は２型糖尿病として血糖降下剤などの治療を受け、徐々にインスリン注射が必要になる例もあります。１型糖尿病は全糖尿病の５％未満と頻度は少ないです。

■ ２型糖尿病

最も多くみられ、日本人の糖尿病の95％以上がこの型です。発症は、一般に緩徐で35歳以降に多く、治療に必ずしもインスリン注射を必要としません。食事療法と運動療法のみでコントロールが可能な人もいます。日本人は、欧米人にくらべて、インスリン分泌能が低く、比較的小太りでも糖尿病になることが知られています。しかし、インスリン分泌能は千差万別で、例えば、インスリン分泌能が比較的低い人では、やせていても、内臓脂肪の軽度肥満だけで、インスリン分泌は疲弊し、糖尿病が発症します。一方、比較的インスリン分泌能が高い人はインスリン抵抗性に打ち勝つ量のインスリン分泌を維持して、肥満症を維持し、高インスリン血症を続け、最後にインスリン分泌能が疲弊して、糖尿病が発症します。インスリン抵抗性（インスリン作用不足）から出発し、高インスリン血症を伴うタイプはインスリン抵抗性改善薬（アクトス）が有効です。遺伝関係は１型糖尿病より濃厚で、肥満、加齢、運動不足、ストレスなどが誘因となります。肥満症が一番の誘因です。

Question 4

その他の特定の機序、疾患による糖尿病とは何ですか？

二次性糖尿病と言われていたもので、原因が他にあって、耐糖能異常を呈するもので、遺伝的疾患や膵臓疾患（慢性膵炎など）、内分泌疾患（クッシング症候群など）、薬剤によるもの等が含まれます。頻度は少なく５％未満です。原因疾患が治癒すれば糖尿病も治癒する例があります。

【不治の病】

Question 5

糖尿病は一生治らないのですか？

現在のところ、１型も２型糖尿病も残念ながら一生治りません。２型糖尿病が圧倒的に多いわけですから糖尿病は治らないと言っても間違いではありません。糖尿病と仲良く一生を送る努力が必要です。その他の糖尿病（二次性糖尿病）の中で、原因疾患が治癒すれば糖尿病も治癒する例があります。妊娠糖尿病も分娩後耐糖能異常は消失し正常化する例が多いですが、後に、２型糖尿病が発症する人がいます。

【治療の必要性】

Question 6

糖尿病は、どうして治療が必要なのですか？

糖尿病には急性合併症として糖尿病性ケトアシドーシス性昏睡など、あるいは、慢性合併症として網膜症、腎症、神経障害、動脈硬化症などが起こるので、それを予防、発症遅延あるいは増悪遅延させるために治療が必要なのです。高い血糖値を放置しますとどんどん合併症が起こってきます。従って、できるだけ正常に近い血糖値の維持を目指す必要があるのです。それが治療です。慢性合併症について、詳しくは、後ほど述べますが、ここで、簡単に述べます。糖尿病網膜症は糖尿病発症後３年以上経って起こる合併症で、失明の原因となります。糖尿病腎症は、腎不全で死因となるために、重大な合併症です。糖尿病神経障害は、多発性末梢神経障害などがあり、糖尿病経過中いつでも発症し、血糖コントロール不良が増悪因子となります。糖尿病は動脈硬化症の独立した増悪因子になっています。糖尿病での動脈硬化症は、虚血性心疾患、脳卒中、下肢末梢動脈閉塞性動脈硬化症などが問題になります。これらの合併症は遺伝関係と血糖コントロールの乱れで起こることが分かっています。さらに、疫学調査では、高血圧症、高脂血症、喫煙なども重要な増悪因子であることが判明しています。従って、これら統一的治療が重要です。

【日常生活】

Question 7

２型糖尿病の日常生活で守るべき注意点は何ですか？

糖尿病はインスリン分泌不足、または、及びインスリン作用不足によって起こります。糖尿病の人は、多かれ少なかれ、両方の素因を持っていて、前者がより強い人や、後者の方がより強い人がいます。前者がより強い人でも、幸いに、未だ自分のインスリン分泌能を持っていて、この少ないインスリンをいかに上手に使うかです。後者がより強い人は、如何に、インスリン抵抗性を取り除き、インスリン作用を高めるかです。血糖値を下げるホルモンはインスリンしかありません。先ず、根本的対策は体内インスリンの需要を増加させないことです。次に、自分のインスリン分泌を抑制するようなことは避けます。最後に、インスリンをあまり使わないで、血糖値を下げる工夫を行うことです。

第一の体内インスリン需要量を上昇させないためには①肥満症は避ける。肥満症は、インスリン抵抗性を高め、インスリン作用不足を招来させ、インスリンを沢山必要とする病態を引き起こします。②一度に沢山の炭水化物を摂取しない。一度に沢山のブドウ糖が吸収されると、血糖上昇が強く起こり、インスリンの必要量が増加します。食事は３回以上に分け、一度に取る炭水化物の量を少なくします。③砂糖は摂取しない。砂糖は、二糖類でブドウ糖と果糖から成り、吸収が速く、高血糖状態を作り、インスリン必要量を高めます。蜂蜜類も摂取しない。蜂蜜にはブドウ糖が含まれています。④ストレスは避ける。肉体的であれ、精神的であれ、ストレスは抗インスリン作用ホルモン（グルカゴン、コルチゾール、カテコールアミン、成長ホルモンなど）の分泌を促進し、インスリン必要量を高めます。以上の中で、①の肥満症が一番よくありません。自分のインスリン分泌に見合った体重までやせればかならず血糖値は下がってきます。太るから、全身のインスリン抵抗性が高まり、インスリンの需要は増加し、自分のインスリンはそれ以上分泌しませんから血糖値は上がってくるわけです。いずれにしても自分のインスリン分泌に見合った体重の維持であります。標準体重付近が良いのです。

第二のインスリン分泌を抑制するのを避けるにはストレスを避ける必要があります。ストレスで過剰分泌されるカテコールアミンはインスリン分泌を抑制する作用もあります。少ししか分泌しないインスリンを更に分泌抑制されてはたまりません。

第三のインスリンをあまり使わずに血糖値を下げるものは運動です。運動中は筋肉組織がブドウ糖を取り込んで、エネルギーとし、また、運動終了後も約20時間にわたって筋肉組織はグリコーゲンを蓄えるためにブドウ糖を取り込むので血糖値が下がります。まとめますと、①標準体重前後の体重を維持する食事を行う。②砂糖類、蜂蜜類は、摂取しない。

人工甘味料として、パルスイートを勧めます。③適度な運動を行う。④ストレスを避ける。⑤その他です。糖尿病は食事療法と運動療法は避けて通れないわけです。

Question 8

インスリンはどういう働きをするのですか？

血液中のブドウ糖の濃度を血糖値と言いますが、血糖値を下げることができるホルモンはインスリンだけです。インスリンの作用は①筋肉組織でブドウ糖取り込みを促進し、グリコーゲン合成の促進、蛋白合成の促進などを行います。②脂肪組織ではホルモン感受性リパーゼ活性抑制による脂肪分解の抑制、ブドウ糖取り込み促進、グリコーゲン合成促進、脂肪合成促進などを行います。③肝臓では、グリコーゲン合成促進、グリコーゲン分解抑制、糖新生系の抑制、解糖系の促進などにより血中へのブドウ糖放出を抑制します。④その他です。インスリン分泌低下あるいは作用低下はこれらの作用が弱くなり血糖上昇、蛋白質分解、脂肪分解へと作用します。逆に、インスリン過剰投与は低血糖発作や肥満症を招来します。

Question 9

ストレスは血糖値を上昇させるのですか？

肉体的ストレスであれ精神的ストレスであれ、体にとって「イヤだなー」と思われることはすべて血糖値を上げます。皆さんは頭の中で考えることが血糖値に影響を与えるなんて考えたこともないでしょう。しかし、精神的ストレスも血糖値を上昇させるのです。職場や家庭のことなどで極度にまたは長期にストレスが加わると、血糖コントロールが乱れてきます。すべてのストレスには種々の抗インスリン作用ホルモン（コルチゾール、カテコールアミン、グルカゴン、成長ホルモンなど）分泌がみられ、インスリン分泌を抑制したり、インスリン拮抗作用を示したりして、血糖が上昇してくるのです。従って、職場でも家庭でもストレスを作らないこと、ストレス解消生活を送りましょう。夫婦喧嘩などしている暇は有りません。円満家族で楽しい人生を送りましょう。

Question 10

インスリン抵抗性とは何ですか？

生理学的観点から、正常量のインスリンが正常量以下の生物学的反応しか作用できない病態をインスリン抵抗性と言います。インスリン作用が弱いことを意味します。具体的には、インスリン依存性にブドウ糖を利用する筋肉組織や脂肪細胞で、同じ量のブドウ糖取り込みに通常より多くのインスリン量を必要とする病態その他を言います。インスリン抵抗性の成因は非肥満者にもみられる遺伝的なものと肥満症、運動不足、加齢およびストレスなどでみられる二次的なものがあります。肥満症が一番悪さをします。２型糖尿病では筋肉組織や脂肪組織ばかりでなく肝臓でもインスリン抵抗性が出現します。インスリン抵抗性の存在確認には種々の方法がありますが、早朝空腹時の血糖値とインスリン値から計算されるHOMA-Rがあります。空腹時血糖値140 mg/dl以下の場合インスリン抵抗性の良い指標になります。HOMA-R＝［空腹時インスリン値（μU/ml）×空腹時血糖値（mg/dl）］÷405で計算できます。この値が、1.6以下の場合は正常、2.5以上の場合インスリン抵抗性があると言います。総ての人が一度は経口ブドウ糖負荷試験を受けてインスリン抵抗性の有無を知っておくことが勧められます。インスリン抵抗性の存在が問題になるのは将来２型糖尿病になる人がいることと、境界型止まりの人でも将来動脈硬化症を発症しやすいことや癌などの生活習慣病にもなりやすいことが疫学的に確かめられているからです。従って、境界型でも、インスリン抵抗性の病態を一生続けるのは問題で、肥満をなくしたり、よく運動するなどの努力が必要です。

Question 11

２型糖尿病でどうして標準体重の維持が重要なのですか？

２型糖尿病はインスリン分泌は少ない割には保持されており、上手に使う必要があります。標準体重前後がインスリン需要が一番少ない体重です。従って、標準体重維持が重要なのです。肥満の人が標準体重前後までやせれば必ず血糖値は下がってきます。さらに、標準体重の維持が長寿を全うさせるというデータもありますし、また肥りすぎもやせすぎもインスリン抵抗性を高め糖代謝を悪化させるからです。特に肥満は筋肉および脂肪組織や肝臓において、インスリンに対する抵抗性を増大させ、体内のインスリン必要量を増大させます。従って肥れば必ず糖尿病は悪くなります。肥満は駄目なのです。

さて、標準体重の決め方ですが、以下の方法で行います。

標準体重（kg）＝身長（m）×身長（m）×22

例えば、身長165 cm の人は

標準体重＝1.65×1.65×22＝59.9（kg）となります。

【肥満症】

Question 12

BMI 25以上を肥満症と言うのですか？

その通りです。

肥満症の診断基準は、以下の如くです。

肥満の判定：身長あたりの体重指数：

BMI（body mass index）＝体重（kg）÷［身長（m）×身長（m）］をもとに下表のごとく判定する。

BMI	判定
BMI＜18.5	低体重
18.5≦BMI＜25	普通体重
25≦BMI＜30	肥満（1度）
30≦BMI＜35	肥満（2度）
35≦BMI＜40	肥満（3度）
40≦BMI	肥満（4度）

＊ただし、肥満（BMI≧25）は医学的に減量を要する状態とは限りません。

なお、標準体重（理想体重）は最も疾病の少ないBMI 22を基準として、標準体重（kg）＝身長（m）×身長（m）×22で計算された値とします。

Question 13

肥満症でも腹部肥満が良くないそうですが、何故ですか？

腹部の内臓脂肪は腸間膜や大網に蓄積し、皮下脂肪よりも、脂肪合成も早く、脂肪分解も早い。脂肪細胞に蓄えられた中性脂肪が分解して遊離脂肪酸とグリセロールになりますが、両者とも肝門脈に直接流入し、高濃度の遊離脂肪酸が肝臓に流入します。これらは、高中性脂肪血症などを招来します。高濃度遊離脂肪酸は、肝細胞膜のインスリン破壊を減少させ、末梢血は高インスリン血症となり、筋肉組織などのインスリン抵抗性は増大します。また、肥大脂肪細胞からは、インスリン抵抗性を引き起こすサイトカインが過剰分泌されて、インスリン抵抗性は助長されます。内臓脂肪型肥満症は高頻度に耐糖能異常を招来させ、糖尿病患者では、血糖コントロールが悪くなります。標準体重維持の重要性が分かります。

Question 14

人間は肥っても良いようには、できていないのですか？

もともと、人間は好き放題食べて、動かないようにはできていないのです。文明の発達が糖尿病をもたらしたのです。人間の歴史をさかのぼる必要があります。人間の最初の先祖は700万年前に出現し、20万年前に現生人類に進化しました。170万年前から氷河期に入り、１万年前に氷河期が終わり、人類は平地に移動し、9000〜１万3000年前に農耕・牧畜が始まり5000年前に古代文明が起こり、現在に至っています。700万年という長い原始生活は、厳しい飢餓と狩猟などで運動量の多い時代でした。この時代を生き抜くためには、少しの食べ物で、脂肪をより多く蓄積できる倹約遺伝子を持った人が生き残るのに有利であったと思われます（倹約遺伝子説）。少量の食事と過剰運動（動物を追いかける）に耐えられる倹約遺伝子を発達させた人間だけが生き残ってきたのです。体重は標準体重未満が想定されています。文明の発達により、米や麦の栽培などから食糧が豊富になり、かつ交通機関の発達から、動かないですむようになったのです。それが、現在の人間の過食と運動不足の姿であります。倹約遺伝子はそのまま残っているわけですからたまりません。過食は肥満をもたらして、体内インスリン抵抗性を高め、また運動不足もインスリン抵抗性を高め、需要に追いつけないインスリン分泌低下の遺伝的素質を持つ人は糖尿病が発症するわけです。倹約遺伝子は飽食と運動量の少ない文明社会には適さないわけです。結局人間は、食べ物が少なく運動量が多い飢餓時代に適した動物なのです。飢餓時代なら勿論糖尿病（２型）などはありません。ならば、飢餓時代に戻りたいですか。それはイヤでしょう。理性のある人間ですから、文明社会を謳歌しながら、飽食と運動不足は解消し、肥らない生活を送ることです。腹８分目（70歳以上では腹７分目）の食事と歩行で標準体重の維持が必要なのです。

Question 15

肥満症で苦しんでいますが、楽しくやせる方法はありますか？

楽しくやせるとは空腹感をあまり感じないように食べながらやせる方法です。先ず、しっかり食べてエネルギーをどんどん使う方法はないかですが、うまい方法がありません。運動してやせるのは大変な努力が必要です。運動はあまりエネルギーを消費しません。残念ながら、摂取エネルギーを減らすのが治療の王道です。しかもあまり苦痛を感じないようにです。極端にカロリーを減らすのは長続きしません。我慢できなくなります。我慢できるカロリーとは何かです。具体的にはどうすべきかです。いつものご飯量を茶碗にわけて、その５％を釜に戻すのです。朝、昼、晩の主食を５％カットするわけです。主食をカットしますと、一緒に食べる副食量も自然と減るのです。そしてゆっくりですが、確実に体重は減るのです。しかも、空腹感はほとんど感じません。３食の５％ぐらい減っても誤差範囲で、あってもなくても良い量なのです。したがって空腹感は出てこないのです。人によっては10％減でも耐えられるという場合もあるでしょう。要は、空腹感を感じないぎりぎりの量を減量して、毎日頑張れば確実にやせていきます。空腹感が無いのですから長続きします。楽しいというわけにはいかないかもしれませんが。いずれにしても実行してみて下さい。習慣化すればもう大丈夫です。実はこれは著者が実行したやせ方でありまして１年以上かかって立派に成功しました。だから勧めます。逆に、誤差範囲の５％増の御飯で沢山食べている感覚がないのに自然に肥るのは避けましょう。

【症状】

Question 16

糖尿病にはどんな症状がありますか？

尿量が多い、尿の回数が多い、のどが渇く、疲れやすい、体がだるいなどです。さらに、体重減少、目のかすみなどもみられます。夜中に何回も起きて排尿し、水を飲むような症状を呈するのは糖尿病か尿崩症です。以上のような症状が出現したら必ず医者を受診しましょう。

Question 17

糖尿病になるとどうしてのどが渇いたり疲れたり体重が減ったりするのですか？

正常な人の空腹時血糖（静脈血漿血糖値）は、70〜110 mg/dl ですが、糖尿病で空腹時血糖が180〜200 mg/dl 以上になるとブドウ糖が腎臓からコンスタントに排泄されます。尿糖が出現する最低血糖値を腎の「尿糖排泄閾値」といいます。ブドウ糖単独で尿に排泄されることはなく、必ず浸透圧利尿で水も一緒に排泄されますので、尿量が多くなります。すると、体の中の水分は減少して、のどが渇いて水が欲しくなります。即ち、多尿が起こって、次いで口渇・多飲というのが、糖尿病の症状の起こる順序です。糖尿病の診断基準の空腹時血漿血糖値は126 mg/dl 以上ですから、180 mg/dl 前後まで上昇しない人は、糖尿病の症状は起こりません。無症状の糖尿病の人は、沢山いるわけで、検査を受けない限り、発見もされません。また、老年者や腎不全のある人で尿糖排泄閾値が高い人は尿に糖が出にくく、血糖値が高くとも無症状のことがあります。

糖尿病は、重症になると、筋肉組織や脂肪組織でブドウ糖が利用されず蛋白質分解や脂肪分解が起こって筋力低下や体がだるくなりまたやせていきます。同時に糖新生基質の乳酸、アラニン、グリセロールなどが血中に流出し、肝臓に運ばれて糖新生が増加し、ブドウ糖として血中へ放出されて血糖値が上昇し、静脈血漿血糖値が180～200 mg/dl 以上になると尿に糖が排泄され、更なる血糖値上昇で栄養分が垂れ流しになり、食べても食べてもやせていきます。更に無治療で過ぎますと、体脂肪の分解がますます盛んになり、肝臓でケトン体が多く生成されて、極端な場合昏睡となることがあります。糖尿病ケトアシドーシス性昏睡です。インスリン注射で加療しないと死んでしまいます。

【診断】

Question 18

糖尿病はどのように診断するのですか？

日本の糖尿病の診断基準は、以下の如くです。

1．糖尿病を疑ったら、血糖値と同時にHbA1cも測定します。

①早朝空腹時血糖値≧126 mg/dl

②75gOGTT２時間値≧200 mg/dl

③随時血糖値≧200 mg/dl

④ HbA1c ≧6.5％

①～④のいずれかが確認された場合は「糖尿病型」と判定します。但し、①～③のいずれかと④が確認された場合は糖尿病と診断してよいです。また、別の日に行った検査で「糖尿病型」が再確認できれば糖尿病と診断できます。但し、初回検査と再検査の少なくとも一方で必ず血糖値の基準を満たしていることが必要で、HbA1cのみの反復検査による診断は不可です。例えば、HbA1cのみが２回とも「糖尿病型」を示す場合は「糖尿病の疑い」の病名で経過を追います。また、「糖尿病型」が別の日に行った検査で、いずれも「糖尿病型」を示さない場合も、「糖尿病の疑い」の病名で経過を追います。

２．血糖値が糖尿病型を示し、かつ次のいずれかが認められた場合は初回検査だけでも糖尿病と診断できます。
　１）糖尿病の典型的症状（口渇、多飲、多尿、体重減少）の存在
　２）確実な糖尿病網膜症の存在
３．検査した血糖値やHbA1cが糖尿病型の判定基準以下であっても過去に糖尿病型を示した資料（検査データ）がある場合や、上記２．１）、２）の存在の記録がある場合は「糖尿病の疑い」をもって対応します。

Question 19

75gブドウ糖負荷試験の判定基準は何ですか？

判定基準は以下の如くです。

75gブドウ糖負荷試験判定基準

区分		静脈血漿血糖値　mg/dl
糖尿病型	空腹時 または ２時間値	126以上 200以上
正常型	空腹時 および ２時間値	110未満 140未満
境界型	糖尿病型にも正常型に属さないもの	

随時血漿血糖値≧200 mg/dl も糖尿病型という。

【HbA1c】

Question 20

HbA1cとは何ですか？

ブドウ糖とアミノ酸が非酵素的に結合することは、糖化反応またはメイラード反応とよばれています。血中の赤血球のヘモグロビンAのβ鎖N末端のバリンと血中のブドウ糖が結合したものがHbA1cであり、糖化ヘモグロビンの中でも大きな割合を占めるため、糖化ヘモグロビンの指標として用いられています。この反応は非酵素的におこるため、HbA1cのヘモグロビンに対する割合は血中グルコース濃度に依存し、糖尿病治療における血糖コントロールの指標として用いられています。赤血球の平均寿命は約120日であり、骨髄から血中に分泌された赤血球は直ちに血糖にさらされブドウ糖との結合を開始し、寿命を終えるまで結合を続けます。採血された時点では老若の赤血球の集団からなり、結局、HbA1cは検査日から遡って、過去1～3カ月の平均血糖値の指標となります。血糖コントロール良好の目安はHbA1c値を7％未満に維持します。HbA1cの値は同時に体内の蛋白質とブドウ糖との結合の割合を反映し、糖尿病慢性合併症の原因となる後期糖化最終産物生成の目安ともなります。

【遺伝】

Question 21

糖尿病は遺伝するのですか？

２型糖尿病は、遺伝関係は濃厚です。主なところだけ述べますが両親が糖尿病だと、子供が糖尿病になる危険率は約60％で、３人兄弟の場合２人が糖尿病になる可能性があります。片親が糖尿病の場合は、子供が糖尿病になる危険率は30％前後で３人兄弟で１人が発症する可能性があります。１型糖尿病では遺伝関係は濃厚ではなく、例えば、母が１型糖尿病でも子供が１型糖尿病になる可能性は多くはありません。

【糖尿病発症予防】

Question 22

親が糖尿病の場合、子供に糖尿病発症予防法はありますか？

糖尿病になる遺伝子を持っている例と仮定して予防法を述べます。糖尿病は遺伝的疾患ではありますが、発症には種々の環境因子（肥満、運動不足、ストレス、加齢その他）が関与します。すなわち、糖尿病遺伝関係に、環境因子が加わって糖尿病は発症すると言われています。この環境因子を除く手段は予防につながる可能性があります。先ず、肥満症の人は、標準体重前後までやせる必要があります。運動も２型糖尿病発症予防手段として重要視されています。遺伝関係が同じであっても日常よく運動している人のほうが糖尿病になりにくいという報告があります。薬物療法で２型糖尿病の発症を予防できないかですが、外国の研究で、グルコバイ、メトホルミン、ノスカール、アクトスが２型糖尿病の発症を減少させたとの報告があります。

Question 23

糖尿病の遺伝関係は無いのですが、甘いものを食べ過ぎると糖尿病になりますか？

糖尿病は遺伝的疾患なので、遺伝関係が無いならば、どんなに甘いものを食べても糖尿病にはなりません。但し、血縁者に糖尿病の人がいないからと言って、遺伝関係が無いとは限りません。遺伝関係があっても発症しない例があるからです。糖尿病の遺伝は、複数の遺伝子が発症に関与する多因子遺伝病で、必ず糖尿病になる遺伝子変異ではなく、糖尿病になりやすくする遺伝子変異と考えられています。

Question 24

境界型糖尿病は糖尿病の予備軍と言われていますが、糖尿病にならないためにはどうしたらいいのですか？

疫学的には、境界型から25％前後が糖尿病に移行すると言われています。

糖尿病の遺伝関係が本当にないならば糖尿病にはなりませんから特別の努力は必要ありません。しかし高インスリン血症を伴う境界型は、動脈硬化症を発症しやすく、やはりやせるなどの努力が必要です。現時点では遺伝関係の有無の正確な判定は、できませんので、境界型では誰もが、糖尿病への移行を防ぐ努力が必要です。糖尿病発症の原因となる環境因子（肥満・過食、運動不足、ストレス、加齢など）を除く努力が重要です。これら環境因子はインスリン抵抗性状態をもたらし高インスリン血症を引き起こします。高インスリン血症の持続が糖尿病への移行の原因として、重要視されており、高インスリン血症をなくす手段が糖尿病発症の予防法となります。高インスリン血症を無くすにはインスリン抵抗性状態を引き起こす環境因子を止めさせることです。インスリン抵抗性の一番の原因は肥満症です。肥満症の人は標準体重前後までやせる必要があります。標準体重（kg）＝身長（m）×身長（m）×22。次には、運動です。運動は血糖値を下げ、インスリン抵抗性を改善します。先ず、歩け歩けで1日6,000歩前後、毎日歩く必要があります。仕事中や散歩で行います。その他、ストレスの無い生活を送ります。加齢は仕方がありません。

【治療】

Question 25

糖尿病治療の目標は何ですか？

①高血糖による代謝異常の改善
②できるだけ正常に近い血糖値の維持
③成長期での正常な発育と成長の保持
④糖尿病慢性合併症（網膜症・腎症など）の予防あるいは進展阻止
⑤動脈硬化症の予防などです。

Question 26

糖尿病性慢性合併症の予防及び進展阻止の治療として、血糖値を良好に維持するだけでは不十分なのですか？

その通りです。これからの新しい糖尿病治療法は以下のようになります。糖尿病性慢性合併症として、網膜症、腎症、神経障害および動脈硬化症の４大合併症がありますが、これら合併症の発症予防、進展阻止には、血糖管理ばかりでなく、高血圧管理、高脂血症管理および禁煙の重要性が疫学的調査で分かってきました。これからの糖尿病性慢性合併症の予防と進展阻止の治療は、この４本柱の統一的治療が必要です。しかも、動脈硬化症は糖尿病発症前の境界型の時点ですでに完成されている場合があり、早期からの対策が必要です。今後は、インスリン抵抗性の存在が判明した時点で、標準体重維持と運動のライフスタイルの改善を行い、高血圧症、高脂血症があれば早期より薬物療法が必要です。タバコも駄目です。さらに、米国の報告では、１型糖尿病で、早期から強化療法を行った群では、コントロールが不良になっても、慢性合併症が起こりにくいとのこと（遺産効果）で、今後ますます、糖尿病の早期発見、早期強化療法が必要です。

Question 27

インスリン分泌不足または作用不足が出発点ならば、面倒臭い食事療法や運動療法はしないで、インスリン注射で補えばよいではないですか？

確かに、１型糖尿病ではインスリン分泌がゼロに等しいことが多く、皆インスリン注射を行っています。しかし、圧倒的に多い２型糖尿病ではインスリン分泌はゼロではありません。自分のインスリンが少し残っているのです。この残っているインスリンを上手に利用しないで、しかも、好き放題の食事をして、動かないで、血糖上昇は、インスリン注射で抑えますと限りなく肥満を呈してきます。インスリンは脂肪細胞に作用して脂肪をどんどん蓄積するのを促進します。これを続けますと、超肥満のために動けなくなり死んでしまいます。食事療法と運動療法を行わないで、インスリン注射で血糖を下げることは肥満だけを助長する治療なのです。従って、２型糖尿病では少量のインスリン補充療法以外は不可能なのです。しかも、インスリン加療時は肥りやすいので注意が必要です。

Question 28

糖尿病の高血糖を取り除く治療法は何ですか？

治療手段としては、①食事療法、②運動療法、③薬物療法の３つがあります。①と②は、誰でもが行う必要があります。①と②を十分に行っても血糖コントロールが不良の場合③が必要となります。薬物療法を始めると食事療法と運動療法をやめてしまう人がいますが間違いです。食事療法と運動療法は一生続けなければなりません。

【食事療法】

Question 29

食事療法の目標は何ですか？

糖尿病の食事療法に関しては、１型糖尿病と２型糖尿病で目標が少し異なります。

１型糖尿病の食事療法目標
①正常な発育と成長の保持
②十分量の栄養摂取
③できるだけ正常に近い血糖値の維持
④適切な食事間隔とカロリー配分
２型糖尿病の食事療法目標
①標準体重の維持
②できるだけ正常に近い血糖値の維持
③動脈硬化予防のための高脂血症及び高血圧症予防

１型糖尿病は成長期の人が多いために、いかに発育成長を正常に保持し、正常な生殖能を保持するかが重要な目標になるわけです。成長に合わせてどんどん食べ、インスリン注射量も増量していくのが原則となります。勿論、１型糖尿病も成人になれば２型糖尿病の目標とほぼ同じになります。これに対して２型糖尿病では35歳以後の発症が多く、肥満者が多いために、いかに肥満を是正して標準体重を維持するかが重要な目標となります。２型糖尿病でも若年の成長期の場合は１型糖尿病の目標とほぼ同じになります。上記の如く、２型糖尿病には３つの食事療法目標がありますが、①と③は糖尿病でない人も守らなければならない目標で、②だけが、血糖値を上げない食事で、糖尿病の人だけに課せられた目標です。

Question 30

血糖値はどうして上昇するのですか？

糖尿病では空腹時血糖値ばかりでなく食後の血糖値も高くなります。先ず、空腹時血糖値がどうして高くなるのかです。食後10〜14時間経った早朝空腹時の正常血漿血糖値は70〜110 mg/dl ですが、糖尿病では126 mg/dl 以上に上昇することが多いです。正常時での空腹時血糖値を支えているのは肝臓からの血中へのブドウ糖放出です。食事の吸収は完全に終了していまして食事からのブドウ糖はゼロです。肝臓でグリコーゲン分解と乳酸、アラニン、グリセロールからの糖新生を行ってブドウ糖を血中へ放出するのです。糖尿病ではインスリン作用不足のために末梢で蛋白質分解、脂肪分解が起こって糖新生基質の乳酸、アラニン、グリセロールなどが血中に流出し、肝臓に運ばれて糖新生が正常より数倍増加し、ブドウ糖として血中へ放出され空腹時血糖値が上昇します。

空腹時血糖が高いということは肝臓でブドウ糖を沢山血中へ放出していることを示します。

次に、食後の血糖値を支えるのは、食事から吸収されるブドウ糖と少し抑制されますが相変わらずの肝臓からの血中へのブドウ糖放出と筋肉組織での糖取り込みです。食事からのブドウ糖などでインスリン分泌が刺激され肝臓からの血中への糖放出は正常では60%ぐらい抑制されますが糖尿病ではインスリン分泌が少なく、抑制も少なくなります。従って、糖尿病で食後血糖値が高いのは正常人より肝臓からの血中へのブドウ糖放出が多いのと、インスリン分泌が少ないために筋肉組織などでの高血糖の割には糖取り込みが少ないことが原因です。正常では食後血糖値は140 mg/dl 以上になることは稀です。糖尿病ではしばしば200 mg/dl 以上になります。

食事は、食後血糖値を上昇させます。血糖値を上げる食事をすれば、食後血糖値は強く上昇します。従って、糖尿病の人は、血糖値上昇が少ない食事をする必要があります。これが、食事療法です。

Question 31

食後血糖値を上昇させない食事はどうしたらいいですか？

1．砂糖類、蜂蜜類は直接摂取しない。甘いものは食べない。饅頭、ケーキ、アイスクリーム、氷水などは駄目です。ポカリスエット、コーラ、サイダーなども駄目です。買って飲んでよいものは、ウーロン茶、麦茶、日本茶、自然水、100%トマトジュース、ブラックコーヒーの６種類だけです。

２．一度に沢山の炭水化物を摂取しない。１日の摂取カロリーが一定ならば、食事回数が多いほど、一度の摂取カロリーは低くなり、血糖上昇が少なくなります。１日３回以上に分けて取ります。

３．水溶性食物繊維を食事前または食事と一緒に摂取します。果物、コンニャク、大豆類など食直前か食事と一緒に摂取すると、食後血糖は下がり、血中コレステロールも低下します。最近、生野菜を食事前に食べる試みがなされていますが、血糖値を下げるのに有効なようです。

４．血糖指数の低い食べ物を摂取する。

Question 32

甘い物は、大好きでやめられませんが、砂糖に代わる人工甘味料はありますか？

パルスイートを勧めます。アスパルテームをはじめとした各種甘味料を使用した糖類ゼロの低カロリー甘味料です。記載によれば、アスパルテームは、アミノ酸であるアスパラギン酸とフェニールアラニンから作られます。砂糖に似た甘味質ですが、血糖値を上昇させません。

味の素などから発売されています。一度は試してみてください。パルスイートを上手に利用できる方は、砂糖抜きの甘い料理を楽しみながら、血糖コントロールは、ぐんぐんと良くなっています。砂糖類、蜂蜜類サヨウナラです。食事療法は、これで完璧に近いです。

Question 33

食物繊維はどのように摂取したら良いですか？

すべての人が食物繊維を摂取する必要があります。1日40ｇ摂取が理想と言われています。水に溶ける繊維と溶けない繊維は摂取時間を区別して取る必要があります。水溶性食物繊維はガム、ペクチン、マンナンなどで具体的には果実類、コンニャク、大豆類や野菜類などの繊維です。これらの水溶性繊維は食直前か食事しながら同時に摂取する必要があります。コンニャクや納豆、豆腐などは毎食摂取もいいです。「食後の果実類」は意味が少なくなります。「食直前の果物」でいきましょう。水溶性食物繊維の作用は血糖やコレステロールを下げることで、便秘などには効果は少ないです。最近、食事前に野菜サラダなど摂取してから、食事することは、食事性高血糖の上昇を少なくすることが報告されています。かなり有効のようです。便秘や膨満感に有効なのは水に溶けない繊維です。リグニン、セルロースなどで、ごぼう、レンコン、キャベツの芯、ふきなどの野菜類が占めます。これらは大腸癌予防にも有効です。水に溶けない繊維は食事と無関係に摂取しても構いません。最近、第三の食物繊維として、レジスタントスターチが注目されています。食物繊維と同じように働く酵素抵抗性の難消化性デンプンで、消化されずに大腸まで運ばれます。大腸で、腸内細菌の餌になります。主に、じゃがいもやさつまいものいも類、大豆などの豆類に多く含まれています。これらは、水溶性、水不溶性食物繊維も多く含んでいて、３種を一度に摂取できます。

Question 34

血糖指数の低い食べ物とは何ですか？

グリセミック指数、GI値、血糖上昇指数とも言います。例えば、50gのブドウ糖を摂取して、その血糖上昇度を100として、食品の炭水化物50g摂取して血糖上昇度をパーセントで表した数値を言います。この数値が高い食品は血糖値を上昇させます。糖尿病の人はこの数値が高い食品はなるべく避ける必要があります。しかし、調理法や食品の組み合わせでGI値は変わるので目安として利用します。例えば、ご飯に納豆ではGI値は10前後低下します。納豆は、水に溶ける食物繊維を多く含み、炭水化物と一緒に摂取するとGI値が下がります。GI値が90台の食品は、ベイクド・ポテト、あんぱん、フランスパン、食パン、マッシュ・ポテト、蜂蜜など、80台の食品は、せんべい、餅、ご飯（精白米）、ロールパン、うどん、にんじんなど、70台の食品は、ボイルド・ポテト、トウモロコシ、ヤマイモ、スイカなど、60台の食品は、砂糖、そうめん、スパゲッティー、中華麺、かぼちゃ、さといもなど、50台の食品は、そば、さつまいも、パイナップル、キウイ、バナナ、柿などです。

小麦はGI値が高い炭水化物でご飯よりも血糖値を上げるものです。そばが一番GI値が低い炭水化物で、ざるそば以外のそばを1日1食は取りたい。ざるそばは、つゆに砂糖が入っており血糖値を上げます。じゃがいもが、意外と血糖値を上昇させる食べ物であることに注意します。主食扱いにするべきです。夏のスイカにも注意が必要です。にんじんのGI値は高いのですが、にんじんに含まれる炭水化物を50g分食べるには太さにもよるがにんじん10本前後を食べることになります。秋になると果物が美味しい季節になり血糖コントロールも乱れがちになりますが、グレープフルーツ、りんご、なしが一番血糖値を上昇させない果物で、一番血糖値を上昇させる果物は、スイカ、バナナ、パイナップル、キウイなどで、中間に位置するのが、柿、ぶどう、もも、みかんなどです。りんごを一番お勧めしたい。果糖は吸収される時は血糖値を上昇させませんが、吸収されて肝臓を通過する場合、インスリン分泌が少ない糖尿病の肝臓での糖新生が亢進している度合いにより、果糖はブドウ糖に変換され血中に放出され血糖値を上昇させます。糖尿病では果糖は要注意です。オーストラリアのシドニー大学では、GI値55以下の食品を低GI食品と定めて糖尿病の食事指導に応用しています。牛乳、野菜類、きのこ類、豆類などが含まれます。

Question 35

1日に必要なカロリーはどのように決定するのですか？

1日に必要なエネルギー量の算出は、以下の表のごとく行います。標準体重1kgに対しての割合で決定されます。但し、25歳より10歳超す毎に、男性では60kcal、女性では40kcalを減じます。しかし、体重減量が必要でない限り、1400kcal/日未満にしません。肥満が強く、体重減量を急ぎたい場合は、上記の計算上のカロリーから120kcal引けば0.5kg/月、240kcalでは1kg/月、480kcalでは2kg/月体重減量可能です。脂肪体重1kg減量には7200kcal減量が必要です。標準体重を維持する食事は空腹感も少なく、体もスムーズに動かすことができます。やせ過ぎのいつも空腹感の低カロリーの食事療法は間違いです。腹8分目（70歳以上では腹7分目）の食事で頑張りましょう。

標準体重1kgあたりに必要な摂取量

ベッド上生活者	25kcal
軽労働者（主婦）	30
中労働者（会社員）	35
重労働者	40

例：主婦65歳　身長155 cm　体重66 kg

BMI ＝66÷(1.55×1.55)＝27.5（肥満　1度）

標準体重＝1.55×1.55×22＝52.8 kg

1日必要カロリー　30kcal/標準体重を採用

52.8×30＝1584 kcal、65歳なので、40×4＝160

1584－160＝1424

1カ月に0.5 kgの体重減量には、1日に7200×0.5÷30＝120 kcalを減らす必要があり、1300 kcal/日を指示します。

Question 36

3大栄養素への配分はどうするのですか？

kcal/日	800～1100	1200～1400	＋高脂血症	1500以上	＋高脂血症
炭水化物	50%	50	55	60	65
脂肪	25%	30	25	25	20
蛋白質	25%	20	20	15	15

炭水化物を極端に少なくする食事療法には反対です。蛋白質だけの食事療法は、必ず栄養失調を来します。バランスのとれた食事が大事です。次に3食への配分は朝：昼：夕＝1：1：1が理想です。少なくとも1日3食はとり、なるべく均等にするということが原則です。

Question 37

魚油はいいですか？

魚油は長鎖不飽和脂肪酸からなり、動脈硬化予防に有効です。エイコサペンタエン酸はエパデールという薬品名で使用されています。血流さらさらになります。サンマ、アジ、サバなどの青みがかった魚、マグロのさしみなどドンドン摂取する必要があります。ついでに述べますが、いか、タコ、うに、海老、あわびなどもおおいに摂取して良いです。コレステロールは、それほど上昇しません。

Question 38

お酒は絶対飲んではいけないのですか？

アルコール摂取は適度量なら許されます。糖尿病にアルコールは禁忌というのは学問的根拠がありません。アルコー摂取は血糖を上昇させません。アルコールそのものは脂肪になりにくく肥満も誘発しません。但し、肝臓あるいは膵臓が悪い人は酒は禁忌です。摂取量の限度としては、例えば、日本酒なら１合（200 kcal）、ウィスキーならばダブル１杯80 cc（200 kcal）、焼酎（25度）なら120 cc（200 kcal）までです。ビールは夏の暑い夜に大びん１本（240 kcal）まで、それ以外の季節は勧められません。ビールには３％の炭水化物が含まれており、一気飲みするためにその都度血糖が上昇します。日本酒（普通酒）は５％の炭水化物を含みますが、チビリチビリゆっくり飲むので血糖値をあまり上昇させません。飲んだ分、決められた１日摂取カロリーから減らす必要はありません。どうしてももっと欲しい人は、倍量まで許されます。酒を飲まない人は甘いものが好きで困ります。酒を飲んで甘いものゼロです。しかし、長時間の空腹後、多量のアルコール摂取で重症な低血糖発作が誘発されることがあり、多量摂取は禁忌です。適度にアルコールを飲んでよく眠って楽しい人生を送りましょう。

Question 39

指示された摂取エネルギー（カロリー）を守るとお腹がすいて１日元気が出ませんがどうしても守るべきですか？

守る必要はありません。先生を変えるべきです。問題は極端な低カロリーを指示されていることです。肥満のない30代男性に1600 kcal/日とか、やせている40代女性に1200 kcal/日が指示されて「いつもお腹がすいて生きる元気がなくなりました」と外来に来る患者さんがいます。ある女性は２年間指示をしっかり守り栄養失調で入院しました。飢餓療法は確実に血糖を下げることができて、優れた治療法に見えます。しかし、QOL（生活の質）を極端に悪くします。栄養失調も来します。１回限りの人生を楽しく送れません。

糖尿病の食事療法はやせる食事ではありません。日常生活を普通の人と同じように健康的に楽しく送れる標準体重維持の食事療法です。胃下垂などでやせている人は別として、食事療法でやせた人は標準体重近くまで肥る必要があります。これで血糖コントロールが乱れてくるならば運動療法、薬物療法で対処し、HbA1c７％未満維持であります。人間らしく楽しく生きながら血糖コントロール良好の人生であります。飢餓療法には反対です。

Question 40

糖尿病になると美味しいものは食べられないのですか？

よく糖尿病になったために美味しいものを食べられなくなったという患者さんがいます。そんなことはありません。美味しいものの意味が砂糖を使った甘いものという意味なら駄目です。砂糖を使わず、人工甘味料のパルスイートを使って、甘い美味しい料理を作って食べましょう。

【運動療法】

Question 41

運動療法の意義は何ですか？

人間は動物であり動くように運命づけられているわけですが、文明の交通機関の発達により運動不足が生じ、このことが糖尿病発症原因の一つに考えられています。従って、糖尿病発症予防に運動が重要であることは分かりますが、当然のことながら、糖尿病発症後の治療でも運動療法は最重要の一つです。インスリンをあまり使わずに血糖を下げることができるのは運動療法なので、インスリン節約の思想からもこれを利用するのは当然です。運動療法の意義ですがまず第一は血糖降下作用です。運動中は、運動筋でのブドウ糖の取り込みが増加して血糖を下げる働きをします。また、運動後も組織でのインスリン感受性が高まり血糖上昇が抑えられ、約20時間にわたって効果が続きます。しかしそれ以上はもちません。１週間に１回のゴルフは運動療法としての意味が少ないことがわかります。第二は運動によりHDLコレステロールの上昇や中性脂肪を低下させ、動脈硬化予防にも役立ちます。第三は種々のストレス解消にも役立ちます。第四は脂肪体重のみを減少させ、均整のとれた体重減少が可能です。第五、その他です。忘れてはならないのは、糖尿病では、食事療法が、運動療法より重要であることです。

Question 42

運動療法の適応は何ですか？

運動療法の適応は、①随時血糖値が300 mg/dl 未満、②ケトアシドーシスがない、③重症合併症がないなどです。運動の強さは中程度の運動で、脈拍数が110/ 分前後になる程度にします。ゆっくりの散歩を勧めます。ジョギングなどは勧められません。運動する時間帯は、薬物療法加療者は食後1時間以後に行います。糖尿病薬を服用していない人は、いつ運動しても良いです。運動する時間の長さは一回につき20〜30分間が適切です。あまり長いと疲れてきてストレスとなり、ストレスは血糖を上昇させます。

Question 43

運動を始めるにあたっての注意点は何ですか？

先ず空腹の時に運動すると、しばしば低血糖発作が起こります。薬物加療者は空腹時の運動は禁忌です。食後1時間ぐらい経ってから運動を行います。また、高度高血糖の時に運動すると血糖は逆に上昇します。心臓に病気がある人が強い運動を行うと心筋梗塞などが誘発され突然死することがあります。糖尿病合併症がある人は過激な運動は禁忌です。網膜症や腎症が増悪することがあります。高齢者では歩行過剰で膝関節を障害することがあります。水分摂取なしで長時間運動を行うと脱水となり逆に血糖が上昇します。準備体操を行ってから運動を開始します。以上、運動の適応および適切な運動の強さと運動時間を受持医に教えてもらって適切な運動療法を行う必要があります。

糖尿病は激しい運動は勧めません。糖尿病の運動療法は中等度の強さの運動であり、マラソンやサッカーなどの激しい運動は勧めません。しかし、どうしてもこれら激しい運動を行う場合には15〜30分毎に水分の補給が必要です。25g前後の炭水化物摂取も必要です。激しい運動は筋肉組織がより多くのブドウ糖を消費し、血糖を低下させますが、一方、激しい運動は肉体にとってストレスとなり、また、脱水も血糖を上昇させます。激しい運動は運動療法としては適さないことが分かります。

Question 44

運動療法は具体的にはどうするのですか？

運動の効果は24時間はもたないので、運動は毎日行うのが原則です。従って、１人で行う運動が勧められます。先ず、①主婦あるいは高齢者は晴れの日は、食後１時間頃にゆっくりの散歩20分ずつ、朝昼２回（計200kcal）、雨あるいは寒い日は、散歩ができないので家の中で自由体操15分×２回（計160kcal）を行います。筋トレは重要で、筋肉を発達させておく必要があります。視力低下の人も家でじっとしていないで柱につかまっての足踏みや体操などを行います。消費したカロリーを食事で補う必要はありません。これを行うと散歩のたびに肥ります。②サラリーマンは駅から自宅或いは会社まで歩いて20分以内なら歩いて通勤する。仕事中も歩くよう心がけ、毎日、万歩計で6,000歩歩くことで十分です。ほかに何もする必要がありません。③肉体労働者は毎日の肉体労働が運動療法そのものであります。水分をしばしば摂取して尿にどんどん出しながらストレスのないように働きましょう。脱水は血糖を上昇させます。

【薬物療法】

Question 45

糖尿病の薬物療法にはどんなものがありますか？

糖尿病の治療法として食事療法、運動療法および薬物療法の３大療法があります。食事療法と運動療法を守っても血糖コントロールが不十分な場合、薬物療法が併用されます。糖尿病の薬物療法にはアルファグルコシダーゼ阻害薬（二糖類吸収阻害剤）、チアゾリジン薬（インスリン抵抗性改善薬）、ビグアナイド薬、スルホニルウレア薬（SU薬）、速効型インスリン分泌刺激薬、DPP-4阻害薬、SGLT2阻害薬、GLP-1受容体作動内服薬（リベルサス錠）、ミトコンドリア機能改善薬（イメグリミン塩酸塩）など９種類の経口血糖降下薬療法、インスリン注射療法とGLP-1受容体作動薬注射療法があります。

【経口血糖降下薬療法】

Question 46

内服薬には、どんな薬がありますか？

①アルファグルコシダーゼ阻害薬（二糖類吸収阻害剤）（商品名セイブルなど）はデンプン類の吸収遅延、砂糖の吸収遅延などの作用から食事による血糖上昇をなだらかにして血糖値を下げます。食事療法の一環となる薬剤です。食後血糖値が200 mg/dlを超す例に選ばれ、食直前服用なので忘れないように食事前にテーブルに錠剤を置いておきます。時々の肝機能検査が必要です。糖尿病では甘いもの摂取は禁忌ですが、どうしても我慢できない人はこの薬剤には砂糖吸収遅延作用があるので服用後30分以内に甘いものを食べるようにします。しかし、砂糖に代わる人工甘味料のパルスイート使用を勧めます。単独服用では低血糖発作は起こりませんが、スルホニルウレア薬などの併用での低血糖発作時は砂糖でなくブドウ糖が必要で、手元にない場合はコーラ摂取が良いです。コーラの甘さはブドウ糖によるものです。

②チアゾリジン薬（アクトス）は全身のインスリン抵抗性を取り除く作用により血糖値を下げます。低血糖発作を起こさない薬剤です。インスリン抵抗性から発症し、高インスリン血症を伴う糖尿病に劇的に有効な薬剤です。ご存知の如く激症肝炎の副作用で話題になりましたが、1、2カ月に1回の肝機能検査を行い、異常が出現しない限り服用してよいことになっています。浮腫にも注意が必要です。利尿剤の併用が勧められます。

③ビグアナイド薬（メトグルコなど）は肝臓における血中糖放出抑制、筋肉組織の糖取り込み促進、遊離脂肪酸酸化の抑制などの作用により血糖値を下げ、肥満者に特に有効ですが、非肥満者にも有効です。乳酸アシドーシスの副作用に注意が必要で、腎機能障害者、肝機能障害者、高齢者（85歳以上）などには使用しません。単独服用では低血糖発作を起こしませんが、稀に訴える人がいます。

④スルホニルウレア薬は歴史の古い薬剤で、インスリン分泌刺激作用その他により血糖値を下げます。速効性があり、急速に血糖値を下げたい場合に選ばれます。低血糖発作に注意が必要です。長期服用では、肥満に注意が必要です。初めから肥満者には投与したくありませんし、途中で肥満が起こった場合は中止が必要です。医原性肥満は避けたい。アマリールが使用しやすいです。

⑤速効型インスリン分泌促進薬（レパグリニドなど）は、ブドウ糖によるインスリン分泌刺激の第1相を軽く刺激

するようです。毎食前10分以内に服用することで、食後血糖値を下げます。レパグリニドは作用が強いです。単独服用で低血糖発作を起こすことがあります。

⑥DPP-4阻害薬（リナグリプチンなど）は、新しい薬で、ブドウ糖依存性にインスリン分泌を刺激し、食後血糖値を下げるばかりでなく、空腹時血糖値も下げます。単独では低血糖発作を起こしません。しかも、膵β細胞の保護作用もあるということで、優れた薬剤です。

⑦SGLT2阻害薬（イプラグリフロジンなど）は、近位尿細管での糖の再吸収を抑制し、尿に大量の糖を排泄させて、血糖値を下げる薬剤です。食後血糖値ばかりでなく空腹時血糖値も下げます。最近の疫学研究で、SGLT2阻害薬は、心血管疾患や CKD などの糖尿病慢性合併症を予防したり、進展増悪を遅延させることが判明し、心不全にも有効とのデータがあります。腎障害者や高齢者（85歳以上）では、使用しません。

⑧GLP-1受容体作動内服薬（リベルサス錠）は、人 GLP-1アナログであり、G蛋白共役受容体に選択的に結合し、細胞内 cAMP 濃度を増加させることで作用します。ブドウ糖依存性にインスリン分泌を刺激します。空腹時血糖値を下げ、また、食後血糖値を下げます。HbA1c で1.0～1.5％下げます。食事摂取を抑制し、体重減少作用（膵外作用）があります。以上の効果をみれば、糖尿病の内服治療薬として第一選択剤であり、特に、肥満糖尿病には、必須です。ところが、内服後30分間は、飲食

できないとのしばりがあり、サラリーマンの服用は困難に近いのが残念です。

⑨ミトコンドリア機能改善薬（イメグリミン塩酸塩、ツイミーグ）は、ミトコンドリアに作用して、機能改善を介して、グルコース濃度依存的にインスリン分泌を刺激する膵作用と、肝臓、筋肉組織での糖代謝を改善する膵外作用があります。糖尿病では、酸化的ストレスで、ミトコンドリア機能障害を起こすことが、報告され、ミトコンドリアの機能改善は、重要です。空腹時血糖値と食後血糖値を下げますが、残念ながら作用は、弱く、単独服用では、HbA1c 0.5〜0.7%低下します。

Question 47

内服薬を長い間飲んでいますが、副作用の心配はありますか？

糖尿病は残念ながら治らない病気であり、長期に治療を続けなければなりません。従って、副作用の少ない薬だけが使用されており、また薬の適応者を厳密に選んで投与していますので、あまり心配はいりません。しかし、個々には副作用があり注意は必要です。アルファグルコシダーゼ阻害薬の放屁、チアゾリジン薬の肝機能障害、浮腫、メトフォルミンの乳酸アシドーシス、スルホニルウレア薬の低血糖発作などがあります。

Question 48

風邪薬と内服剤は一緒に飲んでも良いですか？

通常の風邪薬に含まれるアスピリンの量では血糖を下げる作用はほとんど無く、内服薬と一緒に飲んでもかまいません。また、風邪薬といわず、他の臨時の薬と血糖降下剤は一緒に飲んでもかまいません。「近医である病気で臨時に薬をもらったので糖尿病の薬は中止していました」ということだけはやめてください。

【インスリン療法】

Question 49

インスリン注射の適応は何ですか？

1．絶対的適応

⑴　1型糖尿病

⑵　あらゆる急性インスリン不足状態：
糖尿病性ケトアシドーシス性昏睡、高浸透圧高血糖症候群、糖尿病性ケトアシドーシス、糖尿病性ケトーシス（尿中ケトン体2+ 以上）

⑶　種々の重症併発症（重症感染症、大手術、妊娠、心筋梗塞発作、外傷、その他）

⑷　その他の糖尿病：慢性膵炎、ヘモクロマトーシスなど絶対的インスリン欠乏例

⑸　絶対的適応ではないが直ちにインスリン注射が必要な例

a. 血糖降下剤最大服用でも HbA1c ＞10％の例

b. 空腹時血糖値＞250 mg/dl の例

c. 随時血糖値＞350 mg/dl の例

⑹　その他

2．相対的適応

⑴　食事療法、運動療法および血糖降下剤最大服用でも FPG（空腹時血糖値）130 mg/dl 未満に下がらない例、あるいは HbA1c ＞７％の例、あるいは、食後２時間血糖値＞180 mg/dl の例

⑵　合併症がある場合

１）糖尿病腎症：GFR が60 ml/min 未満になったらインスリン加療に変更する。

２）陳旧性心筋梗塞

３）肝障害（脂肪肝を除く）：GOT ＞100 IU あるいは GPT ＞100 IU ではインスリン注射に変更する。

４）極端なやせ：標準体重より15％以上のやせ

５）糖質コルチコイド服用時

６）その他

3．その他

Question 50

インスリンの種類にはどんなものがありますか？

	作用発現時間	最大効果	持続時間
超速効型			
ノボラピッド	10〜20分	1〜3時間	3〜5時間
ヒューマログ	15分未満	30分〜1.5時間	3〜5時間
アピドラ	15分未満	30分〜1.5時間	3〜5時間
速効型			
ノボリンR	約30分	1〜3時間	約8時間
ヒューマリンR	30分〜1時間	1〜3時間	5〜7時間
中間型			
ノボリンN	1.5時間	4〜12時間	約24時間
ヒューマリンN	1〜3時間	8〜10時間	18〜24時間
持効型			
ランタス	1〜2時間	明らかなピークなし	約24時間
レベミル	約1時間	3〜14時間	約24時間
トレシーバ		明らかなピークなし	42時間超
混合型			
ノボリン30R	約30分	2〜8時間	約24時間
ヒューマカート3/7	30分〜1時間	2〜12時間	18〜24時間

ノボラピッド30ミックス	10～20分	1～4時間	約24時間
ヒューマログミックス25	15分未満	30分～6時間	18～24時間
ライゾデグ	超速攻型と持効型の3：7の配合剤		
吸入インスリン			

Question 51

インスリンは、どのように注射するのですか？

超速効型インスリン（ノボラピッドなど）は、食前15分から食事開始5分以内までの時間に皮下注射します。通常は、食事直前に注射します。持効型インスリンは、通常眠前に注射しますが、トレシーバインスリンは、朝食前でも夕食前でも効果はほぼ同じと言われています。混合型インスリンは、朝、夕食前の2回注射が一般的です。

注射する部位は上腕（外側部）や太もも（前・外側部）、おなか（腹部、臍周囲直径5cm以内は除く）、おしり（上外側部）に行います。腹部は臍部直径5cm円形内を除いてどこでも注射できます。毎日同じ領域に注射しますが、前回注射部位より3cm離し、同じ領域を注射しつくしたら、べつの領域に移り3cmずつ離して注射します。同部位には6週間以上戻らないことが重要です。具体的には、同じ領域、例えば、右腹部を3cmずつ離して注射しつくせば、左腹部に移り３cmずつ離して注射しつくせば、今度は左大腿部、次いで右大腿部、そして右腹部に戻って一周します。今日は右腹部、明日は左大腿部などと毎日注射領域を変えるのはよくありません、インスリン吸収が一定にならず血糖コンロールが乱れるもとになります。注射部位は軽く押さえるだけでいいのです。もんでしまうと作用時間が違ってくるので、もまないでください。注射部位に浮腫がある場合は、皮下注射の場合インスリン吸収が不規則になり、筋肉注射が選ばれます。

Question 52

インスリンの保存方法はどうしたらいいですか？

①インスリンは通常冷蔵庫に保存します。凍結させてはいけません。
②使用中のインスリンは冷蔵庫におかないで、暗い室温に放置して下さい。冷たいインスリンは組織を刺激し痛く感じます。
③旅行中のインスリン保存は常温のままで差し支えありません。冷蔵庫の中に入れる必要はありません。カバンの中で結構です。

Question 53

インスリンの副作用はありますか？

インスリンは体内に存在する生理的ホルモンであり、通常量では副作用はありません。

1）不規則な食事は低血糖発作を起こします。インスリン加療者は、規則的に食事を取ることが原則です。

2）過剰投与も低血糖発作を起こします。そして、過剰投与は血糖低下で食欲を亢進させ、体重増加をもたらします。体重増加がみられる場合はインスリンの減量が必要です。医原性肥満症は避けねばなりません。

3）更に、インスリン過剰注射で注意が必要なのは、低血糖発作後、反跳現象として高血糖が招来され、高血糖値をインスリン不足と勘違いしてインスリン注射量を増量すると、ますます強い低血糖発作と高血糖が招来され、血糖値が上昇したり、下がったり、血糖コントロールがめちゃくちゃになることがあります。正しい対応は、インスリン過剰注射と判定し、インスリン注射量をどんどん減量することです。

4）長期にコントロールの悪い糖尿病の治療をインスリン注射で開始する場合、急激に正常域まで血糖値を下げると突然全身に疼痛が生じ、糖尿病神経障害が誘発されることがあります。インスリン神経炎と呼ばれます。長期に血糖コントロールが乱れていた人は、ゆっくりと血糖値を下げる必要があります。

5）インスリン治療開始時に下肢に浮腫がみられることがあります。インスリン性浮腫であります。インスリンはナトリウム貯留作用があります。経過観察でいいです。

【インスリン加療時の自己血糖測定】

Question 54

自己血糖測定の適応は何ですか？

自己血糖測定の目的は適切な時間に測定して、その値からインスリン注射量を調節したり、運動が可能かどうかを判断したり、低血糖発作の診断などのために行うもので、インスリン加療の人だけが、自己血糖測定をします。1型糖尿病でインスリン頻回注射や持続皮下インスリン注入法の例では毎食前3回と眠前の1日計4回の自己血糖測定が必要です。糖尿病妊婦で、インスリン頻回注射や持続皮下インスリン注入法の例では、朝食前と毎食事開始後1時間の1日計4回の自己血糖測定が必要です。2型糖尿病では、中間型インスリン朝1回注射の人や混合型インスリン朝、夕2回の人は朝食前と夕食前の1日2回自己血糖測定が必要です。超速効型インスリン毎食前注射と持効型インスリンの眠前注射の1日4回注射例では、毎食前３回と眠前の１日４回の血糖値測定が必要です。持効型インスリンを眠前に注射の人は朝空腹時の自己血糖測定が必要です。血糖降下薬服用の人は自己血糖測定の必要はありません。保険も利用出来ません。ましてや、食事療法と運動療法の人は勿論自己血糖測定の必要はありません。

【インスリン加療時の運動】

Question 55

インスリン加療をしていますが、運動時はインスリン注射量はどう調節すべきですか？

(1) 計画的運動の場合

①インスリン注射後、１時間以上経ってから運動を行います。

②持効型インスリン（トレシーバなど）を眠前または朝注射の場合は、常用量を注射します。

③中間型インスリンは、運動当日の朝常用量の30〜35%減量して注射します。

④混合型インスリン朝、夕２回注射では、運動当日の朝常用量の30〜35%減量して注射します。

⑤超速効型インスリン毎食前３回注射とトレシーバインスリン朝注射の場合は、運動前の超速効型インスリン量を

30〜50％減量します。

トレシーバは常用量を注射します。

⑵ 予定なく運動を始める場合

①既に、常用量のインスリンは注射してあるので、運動をする前に、200 kcal 前後のスナック（３大栄養素を含むサンドイッチなど）を食べます。

②運動中は、程度にもよりますが、ブドウ糖として30g前後を30分毎に飲料水と摂取します。

【インスリン加療時の朝食抜きの検査】

Question 56

インスリン加療の者ですが、胃カメラ検査やその他で、朝食がとれない場合、どうしたらよいですか？

1）１型糖尿病で超速効型インスリン毎食前３回注射と眠前に持効型インスリン注射の１日４回注射の例では眠前注射は常用量を行います。または朝トレシーバインスリン注射をしている例では、朝のトレシーバインスリン注射は常用量を行い、朝の超速効型インスリンは常用量の1/3を注射して来院し、一番に検査を受けて帰り、昼食前より常用量を注射します。

2）１型糖尿病で持続皮下インスリン注入法（CSII）の治療を受けている人は朝食前の追加注入を行わないで、

基礎注入だけ続けて検査を待ちます。

3）２型糖尿病では、①中間型インスリン朝１回注射でコントロール良好な例では、朝に常用量の1/2量を注射して、そのまま検査に臨み、検査後昼食前に、残りの量を注射することも可能です。②混合型インスリン朝夕２回注射でコントロール良好な例では、朝のインスリン注射を中止して検査に臨み、検査後昼食前に朝の常用量の2/3を注射します。③毎食前超速効型インスリン３回注射＋眠前トレシーバインスリン注射の１日４回注射でコントロール良好な例では前日の眠前の持効型インスリンは常用量注射し、朝は超速効型インスリン注射は中止し、検査に臨み、検査後昼食前常用量注射を行います。

4）どうしても、午後に胃カメラが行われる場合は、CSII加療者では、基礎インスリン注入のみを続けて検査を待ち、１日４回注射例では、朝に超速効型インスリンを常用量の1/3注射し、昼にも常用量の1/3注射して検査を待ちます。中間型インスリン注射例では、朝に常用量の1/3量を注射し、混合型インスリン朝夕２回注射例では、朝に常用量の1/3量を注射し検査を待ちます。適宜、生食水を持続点滴（100 ml/時間）します。

【インスリン加療時の食事摂取不能時】

Question 57

インスリン加療中ですが、体の調子が悪く食事がとれない時にはどうしたらよいですか？

食事がとれないほど体の具合が悪いということは、発熱しているとか、体にとってストレス状態になっているということです。早朝空腹時の血糖値を支えているのは肝臓からの血中へのブドウ糖放出によるものです。食事の吸収は完全に終わっている状態で、食事からのブドウ糖はゼロです。食べなくとも血糖値はゼロにならないことを知って下さい。「食事がとれないのでインスリン注射を中止しました」などということをよく聞きますが、これは間違っています。インスリン注射量はいつもより多く必要となっている場合もあるのです。1型糖尿病では、ケトアシドーシス性昏睡などを引き起こすことがあります。唯一血糖が低下している可能性があるのは下痢の場合です。下痢で食事が摂取できない場合はインスリン注射はいつもの半量で結構です。自己判断は難しいと思いますが、原則として食事がとれないときは受持医に連絡しましょう。連絡がとれないときは以下のことを守ってください。

①超速効型インスリン注射は、常用量の半分以上の量を注

射して下さい。持効型インスリンは減量せず、常用量を注射して下さい。

②中間型や混合型インスリン注射は、常用量の半分以上を注射して下さい。

③流動食をとるよう心がけ、お粥や煮込みうどんを１日３回摂取してください。糖質で１日150g前後を摂取し、蛋白質、脂質は無理に取らなくてもいいです。

④最悪の場合は、清涼飲料水あるいはスポーツドリンクをゆっくり飲むようにして下さい。

⑤水分摂取は続けてください（水道水、日本茶、麦茶、ウーロン茶など）。どんどん水を飲んでどんどん排尿して下さい。水分摂取で吐き気や嘔吐などがあれば、点滴輸液が必要となり、入院する必要があります。

【GLP-1受容体作動薬注射療法】

Question 58

GLP-1受容体作動薬注射療法とは、何ですか？

グルカゴン様ペプチド－１（GLP-1）はインクレチンの一つです。GLP-1受容体作動薬のインスリン分泌刺激作用は、ブドウ糖依存性のインスリン分泌促進作用であるために、血糖が低い場合はインスリン分泌を刺激せず、単独では、低血糖発作は起こしません。その他の作用として、グルカゴン分泌を抑制したり、食事摂取を抑制し、体重減少作用（膵外作用）があります。また胃排出運動の抑制（膵外作用）もあります。しかし、注射薬なのが問題です。ビクトーザは１日１回注射、エキセナチドは１日２回注射します。エキセナチドの徐放製剤で週１回注射のビデュリオンがあります。治療法は注射を嫌がらない患者では、２型糖尿病発見時から注射を開始します。単独療法です。特に、肥満症で体重減少効果が認められています。コントロール不良例には、メトフォルミン、アルファグルコシダーゼ阻害薬やチアゾリジン薬を追加します。インスリン注射の併用も認められています。

【血糖コントロール目標値】

Question 59

血糖コントロールの目安は何ですか？

私達は、血糖コントロールの指標として血糖値よりもヘモグロビン A1c（HbA1c）の値を重要視します。HbA1c は血中のブドウ糖と赤血球の Hb が結合したもので、血糖値が高ければ高いほど沢山のブドウ糖が Hb と結合して HbA1c は高値を示します。赤血球の平均寿命120日を反映して、HbA1c 値は検査日からさかのぼって過去２、３カ月から検査日までの平均血糖値を示すものです。日本の熊本域学研究で HbA1c 値７％未満を維持できれば合併症の起こりがほとんど無かったとの報告があり、我々は日常診療では、ヘモグロビン A1c 7 %未満（できれば6.5%未満）ならコントロール良好といいます。但し、高齢者では、合併症の発症や増悪よりも寿命が先と想定される場合は、ゆるめの血糖コントロールが推奨され、HbA1c 8.5%未満まで許されます。

	目標血糖値	
血糖値	毎食前	130 mg/dl 未満（80～130 mg/dl）
	食後２時間	180 mg/dl 未満
HbA1c	７％未満（できれば6.5%未満）	

【定期的検査とコントロール目標値】

Question 60

糖尿病患者は定期的にどんな検査を受けるべきですか？

以下の検査を定期的に受けましょう。
①空腹時血糖または食後血糖（原則１、２カ月に１回）
② HbA1c（原則１、２カ月に１回）
③尿中アルブミン測定（３、６カ月に１回）
④血圧測定（外来受診時）
⑤眼底検査（年１回以上）
⑥心電図（年１回以上）

⑦胸部レントゲン検査（年１回以上）
⑧血清脂質検査（原則１、２カ月に１回）
⑨その他

Question 61

外来通院時の検査でコントロール良好の目安は何ですか？

血糖コントロールばかりでなく、高血圧症および高脂血症もしっかり管理しましょう。以下を維持すれば、糖尿病性合併症の起こらない人生が期待されます。途中で放棄することなく最後まで頑張りましょう。

① HbA1c	７％未満（できれば6.5％未満）
②血圧	140/90 mmHg 未満
③ LDL コレステロール	100 mg/dl 未満
④中性脂肪	150 mg/dl 未満
⑤ HDL コレステロール	40 mg/dl 以上
⑥体重	標準体重（体重指数 BMI 22）の ±5％以内を維持

【低血糖発作】

Question 62

低血糖発作の症状は何ですか？

薬物療法（インスリン加療、スルホニルウレア薬、速効型インスリン分泌促進薬などで加療）を受けている人で注意しなくてはならないことに、低血糖発作があります。低血糖とは、血液中のブドウ糖が下がりすぎることをいいます。血漿血糖値70 mg/dl 未満で診断します。原因として食事前の激しい運動、食事が遅れたり、食べられなかった時、不規則な生活、下痢が続く時、インスリンの量やスルホニルウレア薬の量を間違えて多くした時、アルコール大量摂取時などに低血糖発作が起こります。通常、血漿血糖値が70 mg/dl 未満で症状が出現し、極端に下がると（25 mg/dl 前後）低血糖性昏睡を来します。一般的には、空腹感があって冷や汗がでて、胸のドキドキ感が出現したら低血糖発作と言ってよいでしょう。昼食前や夕食前に起こることが多いです。

Question 63

低血糖発作はどう対処したらいいですか？

空腹感が強くなって、冷や汗が出てきて、胸がドキドキしてきたら低血糖発作です。直ちに、砂糖をなめましょう。砂糖水を飲むのもよいでしょう。またジュースもよいでしょう。アルファグルコシダーゼ阻害薬服用者は砂糖では効果がうすく、ブドウ糖液を飲む必要があります。手元にブドウ糖が無い場合はコーラを飲みます。コーラの甘みはブドウ糖です。常日頃砂糖やコーラは所持している必要があります。次いで、低血糖発作がおさまったら、食事をしましょう。食事時間でなくとも摂取します。そして安静にして受持医に連絡し指示を待ちましょう。受持医に連絡がとれない場合は、食事時間を守っても低血糖発作が起こった場合は薬物が過剰を意味しますので、経口血糖降下薬服用者は翌日から半量に、インスリン加療者は翌日の責任インスリン注射量を２単位前後減量します。低血糖発作で意識消失になった場合は救急車で来院しましょう。ブドウ糖の静注が必要です。注意が必要なのは、低血糖発作がまだ起こっていないのに、起こりそうな気がするという時です。ここで砂糖を摂取しないよう注意して下さい。血糖コントロールは千々に乱れます。

【糖尿病合併症】

Question 64

糖尿病急性合併症にはどんなものがありますか？

血糖コントロール乱れによる糖尿病ケトアシドーシス性昏

睡や高血糖高浸透圧症候群があり、インスリン加療が絶対に必要です。インスリン過剰注射やスルホニルウレア剤過剰服用などによる低血糖性昏睡などもみられます。また、肺炎、腎盂腎炎など急性感染症がありますが、入院してインスリン加療が必要になります。脳血栓症や脳出血などがみられることがあります。

Question 65

糖尿病慢性合併症にはどんなものがありますか？

糖尿病の慢性合併症には、糖尿病網膜症・腎症・神経障害・動脈硬化症の４つが４大合併症であります。血糖コントロールを良好に維持し、高血圧症や高脂血症を適切に管理し、禁煙することがこれら慢性合併症発症遅延に役立つといわれています。

【糖尿病網膜症】

Question 66

糖尿病網膜症は失明することがあるのですか？

糖尿病網膜症は糖尿病発症後３年以上経って起こる合併症で、失明の原因となります。糖尿病発見時にすでに網膜症を発症している例では、少なくとも３年以上前に糖尿病が発症していたことになります。発症、増悪因子は高血糖、高血圧症と糖尿病罹病期間が長いことです。網膜症は３つに分類できます。１つは単純網膜症で、初期の病変で、眼底の網膜を養う血管に障害が起こり、点状の小さな出血や小血管瘤が生じます。この病変で失明することはないのでこの時点で発見して進展増悪を阻止します。これを放置しますと、血管がつまってその先に栄養や酸素が行かなくなり、やぶれやすい血管が次々と新生してきて、２つめの増殖網膜症となります。この新生血管は硝子体の方にものびて行き、眼底出血や硝子体出血などを起こして、突然目が見えなくなったりします。３つめは糖尿病黄斑症と言って、視覚の中心部である黄斑部周囲に血管から漏れ出た脂質が沈着し、単純網膜症の時期でも視力低下の原因となります。糖尿病患者に単純網膜症の起こる頻度は高く、糖尿病発症後20年で80％以上にみられます。従って、網膜症はありふれた合併症です。しかも早期発見、早期治療で増悪進展阻止が可能で恐ろしい合併症ではありません。それには視力低下などの症状が無くとも、定期的に年１回以上の眼科受診が必要です。網膜症の治療のできる専門的眼科です。受持医に相談して下さい。糖尿病を発見されたら先ず眼科を必ず受診します。眼底検査で網膜症の有無を調べてもらい、全く異常がないと言われた人でも以後放置することなく、１年に１回は眼科の受診が必要であります。誕生月に定期的に受診することを勧めます。１年に１回眼科に通院していて突然失明することは絶対にありません。失明の原因となる、増殖網膜症と黄斑症は数年かけて発症するものであり通院中に必ず発見されます。増殖網膜症や黄斑症でも光凝固療法やその他の治療で失明は免れます。眼科受診を嫌がって、突然の硝子体出血で失明する患者がいますが残念でなりません。日本の統計では毎年4500人の糖尿病患者が失明し、緑内障に次いで失明原因の第２位を占めています。早期発見、早期治療でなんでもない網膜症も、放置では恐ろしい合併症になることを忘れないで下さい。眼科を受診していない患者さんがいたら今日にも受診しましょう。

【糖尿病腎症】

Question 67

糖尿病腎症で腎不全になりますか？

糖尿病腎症は糖尿病発症後最短７年くらいで出現してきて、腎不全で死因となるために、重大な合併症です。日本の統計では、毎年8000人の糖尿病患者が透析導入となり、腎炎を抜いて第１位を占めています。３カ月毎に尿中のアルブミン排泄量を測定する必要があります。尿中のアルブミン排泄量が、一定値を超すと腎症へ不可逆的に移行することが分かってきたので、色々な手段で、尿中アルブミン排泄量を一定値を超さないようにし、腎症への移行を阻止する治療が行われています。随時尿で、排泄アルブミン値が30 mg/g Cr 以上になりますと微量アルブミン尿と言い、早期糖尿病腎症発症です。この微量アルブミン尿から顕性の糖尿病腎症への進展、増悪因子として高血糖、高血圧症があげられています。従って、これらの因子を取り除くことが腎症予防の治療となります。血糖コントロールを良好（HbA1c で７％未満）に維持し、高血圧症の管理（130/80 mmHg 未満を維持）が重要となります。これらの治療にもかかわらず尿中アルブミン排泄量が増加し、随時尿で300 mg/g Cr 以上になりますと糖尿病腎症発症で、尿蛋白定性試験紙で持続的陽性になります。糖尿病腎症から腎不全への移行を防止するために、高血圧症厳重管理（125/75 mmHg 未満を維持）と蛋白質摂取制限が重要です。現在、人工透析の発達で糖尿病の腎不全患者も、透析を受けながら楽しい人生を送ることができるようになっており、以前ほど腎症を怖がる必要はありません。

【糖尿病神経障害】

Question 68

糖尿病神経障害で、両足先がしびれますか？

多発性末梢神経障害でしびれ感があります。糖尿病神経障害は大きく分けて、多発性末梢神経障害、自律神経障害、単一神経麻痺、神経根障害、筋萎縮の５つがあります。成因は栄養血管閉塞や代謝障害が考えられています。神経障害は経過中いつでも発症し、血糖コントロール不良が増悪因子となります。この中で一番多くみられるのは多発性末梢神経障害であります。症状は、両足先などのピリピリ感、しびれ感、痛みなどを伴い、重症では夜も眠れないことがあります。症状は何年も続く例がありますが、残念ながら、症状消失は治癒ではなく、知覚脱失に陥ったことを示します。即ち、痛みや熱さを感じなくなるわけです。従って、足の熱傷や潰瘍などがしばしば起こるようになります。小さな水泡や外傷でも治りにくく潰瘍や壊疽につながる危険性があるので、常日頃の足の衛生が必要です。多発性末梢神経障害に罹患した人は毎朝起床時に両足の底部と足ゆびの間に水泡や傷などができていないかどうかを見る必要があります。ちょっとした水泡や傷でも見られたら直ちに受持医に連絡しましょう。絶対に放置しない、絶対に自分で処置しない、あっという間に潰瘍になります。潰瘍になったら入院加療が必要になります。足底の潰瘍は歩いていては何年でも治りません。外来加療は不可であります。入院してベッド上で安静にして患部に重力をかけない治療が必要です。あっという間に潰瘍ができて、治癒に半年以上の入院加療を要することがあり、残念です。他の神経障害では単一神経麻痺は突然、腕や足が動かなくなったり、物が二重に見えたりしてビックリしますが予後は良好で３～９カ月で治癒します。自律神経障害では無痛性心筋梗塞、起立性低血圧、勃起不能などが問題になります。

Question 69

足の衛生はどうしたらよいですか？

多発性末梢神経障害に罹病した人は、以下の足の衛生が重要です（成書より引用）。小さな外傷でも治りにくく壊疽につながる危険性があります。そのためにも常日頃の注意が必要です。足の清潔を保つように心がけましょう。

①朝起床時に両足の底部と指間部に水泡や傷などができていないかどうか見ましょう。手鏡などを使うのも一法です。もし視力障害のある人は家族に必ず見てもらいましょう。ちょっとした水泡でも傷でも見られる場合は直ちに受持医に連絡しましょう。絶対に放置したり、自分で治療しないでください。
②足は毎日洗い、指間部も注意深く乾燥させましょう。
③深爪は避けましょう。爪を切るときは明るいところで切るようにしてください。視力障害のある人は家族に注意深く切ってもらいましょう。
④ウオノメ、タコ、水虫などは早期に皮膚科で治療してもらいましょう。
⑤熱い湯の入浴は避けましょう。風呂の湯かげんは家族にみてもらいましょう。
⑥夜、足が寒くてもアンカやコタツあるいは湯タンポなどは絶対に使用しないでください。電気毛布なども直接足

に接触させないようにしましょう。低温でもやけどすることがあります。
⑦靴はきつくない程度に合ったものを履きましょう。サンダルは止めましょう。
⑧外はもちろん家の中でも素足で歩くのはやめましょう。靴下はナイロンなどの合成繊維商品は避け、木綿または純毛のものを履きましょう。

【糖尿病動脈硬化症】

Question 70

糖尿病は、動脈硬化症が起こりやすいのですか？

糖尿病は動脈硬化症の独立した増悪因子になっています。糖尿病での動脈硬化症は、虚血性心疾患、脳卒中、下肢末梢動脈閉塞性動脈硬化症などが問題になります。これらの動脈硬化症は増加一方で、しかも死因ともなるので現在一番重大な糖尿病合併症になっています。ご承知のごとく虚血性心疾患（心筋梗塞、狭心症など）の３大危険因子は高血圧症、タバコ、高コレステロール血症です。総ての人がこの３大危険因子を避ける必要がありますが、糖尿病患者では糖尿病も独立した動脈硬化症の危険因子の一つに数えられているので、なおさらにこの３大危険因子を避ける必要があります。高血圧症や高コレステロール血症があれば必ず治療を受けましょう。１、２カ月に１回の血圧測定と検査採血は欠かせません。タバコは百害あって一利なしなので止めましょう。さて、糖尿病では虚血性心疾患の罹患率が高く、かつ、糖尿病神経障害のために無痛性の心筋梗塞が起こることがあり問題となっています。症状がなくとも年１回は定期的に心電図の検査を受けましょう。早期発見、早期治療が大切です。脳卒中に関しては糖尿病では脳出血よりも脳血栓症が多くみられます。ちょっとしためまいでも必ず受持医に相談しましょう。血流をさらさら流れるようにする薬剤があります。最後に、下肢末梢動脈閉塞性動脈硬化症については、糖尿病では下腿の末梢動脈に好発し、症状は間欠性跛行が特徴的です。この症状は大変重要で、歩行中にだんだん両足または片足のふくらはぎに痛みが出て、休むと３〜５分で痛みは急速に消失し、歩き始めて同じ距離を歩くと再び痛み出すという症状です。増悪すると痛みなしで歩ける距離がだんだん短くなります。最悪の場合安静時でも下腿が痛みます。さらに進行すると動脈完全閉塞で足先に栄養が行かなくなり、糖尿病性壊疽などを生じて患部を切断しなければならないことがあります。さる有名人が下肢切断で話題になりました。これも早期発見、早期治療が重要であり、この間欠性跛行の症状が生じたら、直ちに受持医に知らせましょう。

【感染症】

Question 71

糖尿病は細菌に対して抵抗性が弱いと言われていますがどうしてですか？

血糖値が200 mg/dl 以上になると、白血球の細菌貪食能が落ちて細菌感染に対する抵抗性が弱くなります。肺炎なども起こりやすいです。脱水、栄養失調、血行不全、神経障害なども抵抗性減弱の原因になります。対処法は肺炎、急性腎盂腎炎などではすべて入院してインスリン注射に変更します。24時間血漿血糖値80〜180 mg/dl に維持する必要があります。超速効型インスリン毎食前３回注射＋トレシーバインスリン眠前注射（１日計４回注射）にします。

【妊娠】

Question 72

糖尿病でも子供を産むことができますか？

勿論、産むことができます。しかし、奇形児や巨大児分娩のない正常分娩を行うためには以下の注意が必要です。先ず、妊娠前の血糖コントロールを良好に維持する必要があり、妊娠は計画的に行います。胎児の先天性異常は最終月経後６〜８週間で決定するので、最良の状態で妊娠する必要があります。
「できちゃいました」は許されません。「今の血糖コントロールなら妊娠していいですよ」と受持医の許可を得て妊娠します。HbA1c７％以下の血糖コントロールが必要です。妊娠中は、２型糖尿病でもインスリン加療が必要で、１型糖尿病と同じように、超速効型インスリン毎食前注射と就寝時にランタスインスリン注射の１日計４回注射か携帯ポンプ使用による持続皮下インスリン注入法のいずれかが選ばれます。トレシーバインスリンは、認可されていません。24時間血糖値を、70〜140 mg/dl にコントロールします。空腹時血糖値、95 mg/dl 未満、食後１時間血糖値（食事開始後１時間）140 mg/dl 未満に維持します。HbA1c は、6.0％未満を維持します。しかし、低血糖発作を起こしやすい例では、7.0％未満も許されます。巨大児分娩にならないように注意し、できるだけ38週以後に分娩します。

【海外旅行】

Question 73

海外旅行するときはどういうことに注意したらよいですか？

必ず医師に相談してください。また、薬物療法を行っている人は旅行中でもインスリン注射か経口血糖降下剤の内服薬をきちんと持って行ってください。使用中のインスリン液はかばんの中の保存でいいです。また、途中で意識がなくなり自分が糖尿病であることが伝えられないと、適切な処置が受けられない場合もありますので、病名、治療内容の書いてある糖尿病療養手帳は必ず携帯しましょう。また、必ず健康保険証、甘味食品（砂糖、アメ玉など）を持参しましょう。ペン型注射器の人は証明書は要りません。国内旅行でもそうですが、友人との旅行が多いと思いますので、同行者に合わせてはめをはずして良いです。血糖値は乱れて帰ることになりますが、帰って節制することを勧めます。「楽あれば苦あり」です。

おわりに

皆さんしっかり勉強できたことと思います。医学の進歩により現在糖尿病の治療法はほぼ確立されており、早期発見・早期治療で合併症が起こらない天寿を全うする楽しい人生を送ることができるのがお分かりいただけたと思います。「はじめに」でも述べましたが、全国で糖尿病患者は推計で1080万人いると報告されています。全く珍しくない病気となりました。誰でもかかる病気と割り切って対処しましょう。何回でも強調しますが、糖尿病は治らない病気であり、逃げ隠れできない病気です。糖尿病を発見されたら絶対に中断することなく通院加療します。１、２カ月に一回は通院し、ヘモグロビンA1c７％未満（できれば6.5％未満）を維持します。高血圧症、高脂血症などの治療も同時に受けます。禁煙を守ります。また、糖尿病を「一病息災」にすることを勧めます。糖尿病で定期的に治療を受けながら、癌など他の病気も早期発見・早期治療を行ってもらうのであります。糖尿病であるが故に長生きできる人生であります。どうか、糖尿病を毛嫌いすることなく、また、怖がることもなく、中断することもなく、定期的加療で、合併症のない楽しい人生を送って下さい。１回限りの人生であります。糖尿病に負けてたまるかであります。５つの合い言葉「よく寝て」、「砂糖はゼロでパルスイートを利用」、「ストレスゼロ」、「よく歩く」「適度なお酒」で頑張りましょう。

鈴木　晟時（すずき　せいじ）

昭和15年　福島県生まれ
昭和41年　東京大学医学部卒業
昭和50年　米国ピッツバーグ大学留学
平成６年　昭和大学藤が丘病院
　　　　　内科・内分泌代謝　教授
平成20年　昭和大学名誉教授
他に、日本糖尿病学会功労評議員、日本内分泌学会功労評議員。
著書に『糖尿病の治療』（東京図書出版）がある。

糖尿病となかよく頑張ろう　Q&A

2023年11月10日　初版第１刷発行

著　　者　鈴 木 晟 時
発 行 者　中 田 典 昭
発 行 所　東京図書出版
発行発売　株式会社 リフレ出版
　　　　　〒112-0001　東京都文京区白山 5-4-1-2F
　　　　　電話（03)6772-7906　FAX 0120-41-8080
印　　刷　株式会社 ブレイン

ISBN978-4-86641-686-1 C0047
Printed in Japan 2023

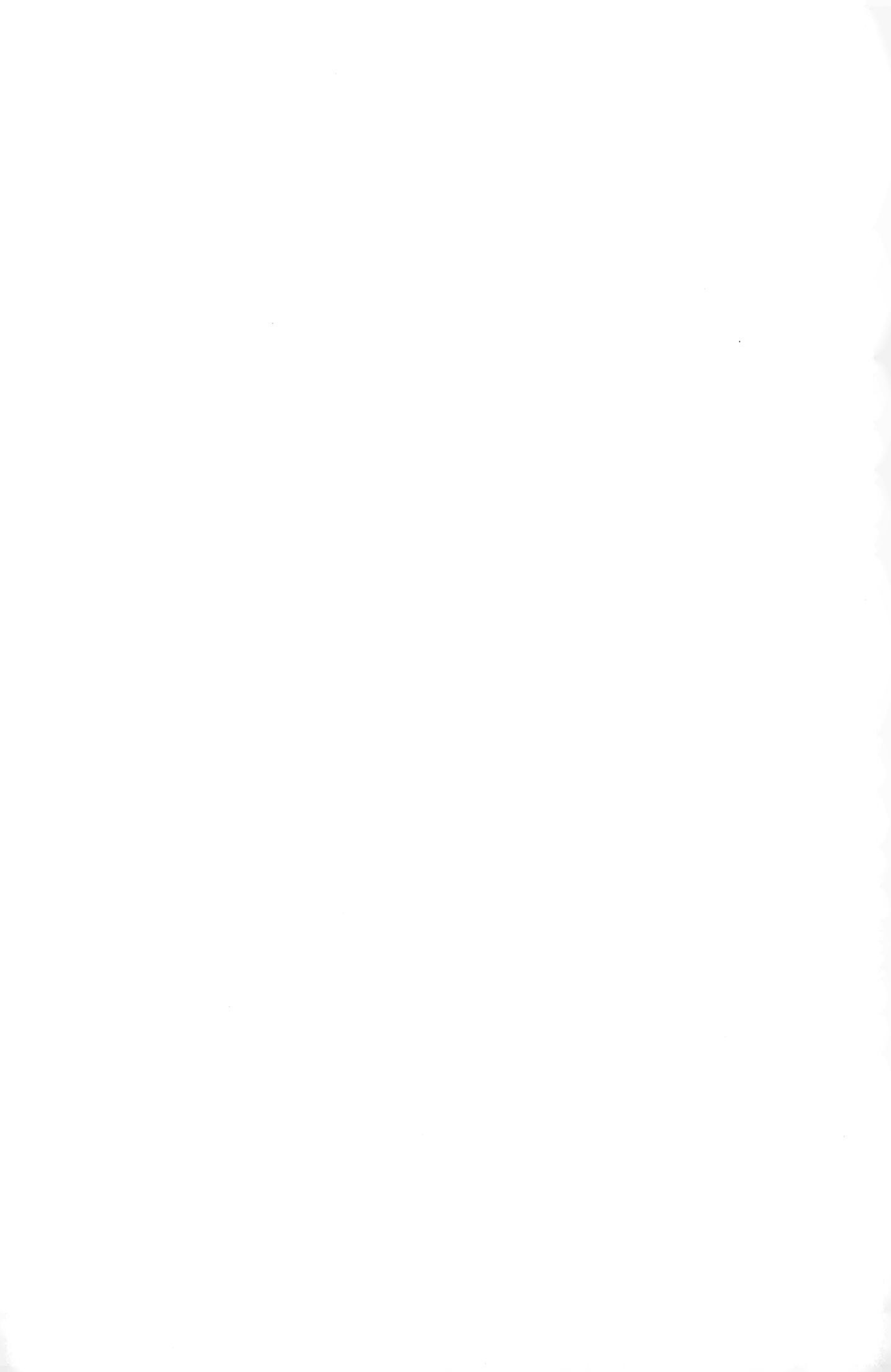